LEÇON D'OUVERTURE

DU

COURS DE CLINIQUE CHIRURGICALE

DE L'HOPITAL NECKER

FAITE LE 11 NOVEMBRE 1890

PAR

M. LE DENTU

PARIS

IMPRIMERIE GÉNÉRALE LAHURE

9, RUE DE FLEURUS, 9

—

1890

5

LEÇON D'OUVERTURE

DU

COURS DE CLINIQUE CHIRURGICALE

DE L'HOPITAL NECKER

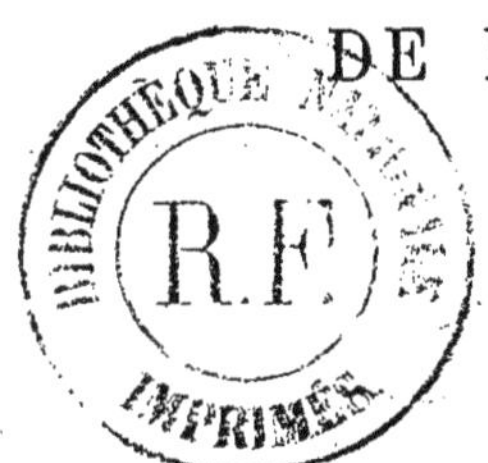

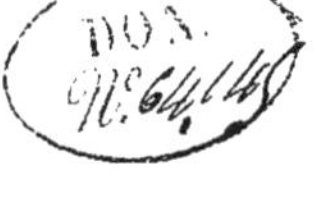

FAITE LE 11 NOVEMBRE 1890

PAR

M. LE DENTU

PARIS

IMPRIMERIE GÉNÉRALE LAHURE

9, RUE DE FLEURUS, 9

—

1890

LEÇON D'OUVERTURE

DU

COURS DE CLINIQUE CHIRURGICALE

DE L'HOPITAL NECKER

Lorsqu'un homme a poursuivi un but pendant plus de vingt années, lorsqu'il a consacré à la poursuite de ce but tous les efforts de sa pensée, toutes les forces de son intelligence, le jour où il le touche de la main, il peut se déclarer parfaitement heureux.

Messieurs, tel est mon cas. Depuis l'époque où j'ai eu le droit de revêtir la robe d'agrégé, j'ai osé entrevoir dans un lointain encore bien brumeux une chaire à la Faculté. Peu à peu les nuages qui obscurcissaient l'horizon se sont dissipés. Mes espérances, forcément un peu vagues à l'origine, se sont consolidées graduellement jusqu'au moment où mon tour est venu d'affronter la lutte; enfin, après la phase inévitable de la compétition ardente, le rêve s'est fait réalité. Beau rêve que celui dont l'accomplissement vous donne non seulement une chaire à la Faculté de médecine de Paris, mais du même coup une chaire de clinique chirurgicale!

Pareil honneur, doublé d'un bonheur inespéré, n'est pas de ceux qu'on puisse recevoir sans une sincère émotion, sans un sentiment de profonde reconnaissance envers ceux qui vous en ont jugé digne. Je ne veux pas aller plus loin sans leur adresser mes plus vifs remerciements.

Je les adresse tout spécialement à Monsieur le Doyen, qui représente à cette séance d'inauguration tous les membres de la Faculté dont j'ai obtenu les suffrages, qui y représente aussi, je veux le croire, la Faculté tout entière. Je les adresse encore à mes maîtres, morts ou vivants, qui ont été mes modèles avant d'être mes protecteurs, à mes maîtrès auxquels me lie à jamais une facile gratitude. Le souvenir impérissable de leurs conseils sera mon guide le plus sûr dans l'avenir, comme il a été mon soutien le plus ferme dans le passé. Je les adresse enfin à vous tous qui êtes accourus pour m'apporter un éclatant témoignage de votre estime, de votre amitié et aussi de votre joie.

Quoique M. Trélat ait été remplacé directement à la Charité par M. Duplay, je manquerais à un véritable devoir si je ne rendais un juste hommage à sa mémoire. D'ailleurs il a occupé pendant plusieurs années la chaire de l'hôpital Necker, et il y a laissé le souvenir de leçons magistrales, d'un enseignement hors ligne. Ses grandes qualités, qu'il avait su faire apprécier dans maintes circonstances, au sein de l'Académie, de la Société de chirurgie, dans les Congrès, lui avaient assuré de bonne heure, dans le professorat, une place enviable. Sa mort prématurée a été pour la Faculté une perte que tous ont sentie. Ceux qui, comme moi, n'avaient pas eu la bonne fortune de profiter de son enseignement, se sont associés aux regrets de ses élèves et de ses amis. Ils ont compris et ils pensent encore qu'un homme de sa valeur ne pouvait disparaître sans laisser un vide difficile à combler.

La clinique, cet aboutissant de toutes les branches de la science médicale, est l'application immédiate, tangible des lois de la pathologie et de la thérapeutique. C'est l'étude méthodique du malade que le hasard vous livre, et il faut que cette étude tourne à son profit, au moins autant, sinon plus, qu'à celui de la science.

L'enseignement de la clinique est, pour celui qui en est chargé, une épreuve de chaque jour. Il ne prononcera pas une parole qui ne soit de suite soumise à une critique serrée; tous ses actes seront jugés, appréciés séance tenante par l'œil toujours aux aguets des spectateurs. Il lui faut donc, pour ne pas être au-dessous de sa tâche, un jugement sûr de lui-même, une intelligence toujours prête pour les déterminations rapides, une main guidée par une longue habitude des opérations, en un mot, une maturité éprouvée, une expérience consommée.

Qui peut se flatter de posséder toutes ces qualités au degré où elles sont exigibles, et surtout de les posséder chaque jour, à chaque heure où les circonstances peuvent les mettre en jeu? Si ces qualités ont été nécessaires à toute époque, ne le sont-elles pas encore davantage en cette fin de siècle qui, entre autres bouleversements, entre autres merveilleuses innovations, a vu la révolution extraordinaire d'où la chirurgie est sortie absolument transformée, on peut même dire méconnaissable?

Comment résister à l'entraînement qui nous saisit tous, les uns après les autres? Comment distinguer à coup sûr le vrai du faux, parmi tant d'idées nouvelles, nées à la fois de cerveaux surchauffés, quelquefois dévoyés, par la griserie de l'émulation? Comment lutter contre la tentation d'attacher son nom à quelque opération inédite, de dépasser en témérité, voire même en singularité, quelque novateur que n'ont pas arrêté les scrupules de sa raison? Peut-on savoir quand il faut se raidir contre l'attraction de ce vertige? Le plus sage serait-il donc de se laisser aller au courant, dans la pensée qu'on sera mieux à même de le maîtriser lorsqu'on s'y sera plongé et qu'on en aura mieux apprécié la force et la direction?

Il devrait pourtant être aisé, si la vérité est une, si elle est immuable dans son unité, de la reconnaître là où elle est, et, une fois qu'on l'aurait reconnue, de s'attacher à elle avec toute la force des convictions éclairées, inaccessibles aux défaillances. Par malheur, si son précieux flambeau luit pour tout le monde, tous les yeux ne sont pas aptes à le voir et trop souvent elle se dérobe derrière un rideau de nuées épaisses. Si elle est dans les choses, il faut qu'elle soit aussi en nous, en ce sens que nous devons posséder, pour avoir quelque chance de la découvrir, beaucoup de cette force supérieure à toutes les forces de l'esprit, qui est une émanation de la vérité même et qu'on nomme la raison, le jugement.

Depuis une quarantaine d'années, depuis vingt ans surtout, la chirurgie a étonné le monde par l'importance et la rapidité de ses progrès; mais ne vous y trompez pas. Ne croyez pas qu'elle doive exclusivement ces progrès aux découvertes récentes qui l'ont bouleversée de fond en comble, comme la découverte de l'oxygène a fait de la chimie. Soyez au contraire bien persuadés que son développement extraordinaire a ses racines dans l'ensemble des notions léguées par nos devanciers, héritage sacré des siècles passés, constituant ce que, de tout temps, on a appelé la tradition.

Je ne doute pas que cette affirmation ne rencontre parmi vous quelques incrédules. La tradition! est-ce qu'on a encore le droit de l'invoquer, à une époque où l'on a fait table rase de tant d'idées fausses ayant force de loi depuis plusieurs siècles. La tradition! mais c'est la négation du progrès, c'est la routine, c'est la force d'inertie. Ce n'est peut-être qu'un mot, et un mot dangereux, car tout vide de sens qu'il est, il semble désigner un ensemble de vérités éternelles, auxquelles il est défendu de toucher sous peine de profanation!

Eh bien! non, messieurs, la tradition n'est pas un simple mot, elle n'est pas la routine, elle n'est pas la négation du progrès; elle est un des aspects du progrès lui-même. Ceci est tellement vrai que nous ne pouvons l'invoquer sans évoquer en même temps quelques-uns de ces grands noms qui honorent l'espèce humaine et projettent sur le passé de notre art leur puissant rayonnement de gloire.

La tradition, ce n'est pas seulement Hippocrate édifiant, avec les notions chirurgicales transmises jusqu'à lui, un monument impérissable; c'est Hippocrate novateur, poussant l'esprit d'observation à un degré qui fait encore notre admiration, décrivant ou imaginant toute une série de bandages, d'appareils, de machines, des tiges dilatatrices, des spéculums, des tiges creuses pour porter les topiques dans les parties profondes, le cathéter en S, le trépan dont il faisait déjà un fréquent usage; préconisant l'emploi du vin, de l'eau salée dans les pansements, rejetant les corps gras comme nuisibles; conseillant les larges débridements pour les plaies de tête, la trépanation contre les enfoncements du crâne, l'opération de l'empyème, la pleurotomie autant que possible postérieure, le drainage de la plèvre au moyen d'un tube en étain, et montrant, par la valeur des préceptes qu'il formule et dont bon nombre pourraient encore de nos jours être pris à la lettre, que la chirurgie était déjà à son époque une science constituée.

C'est Praxagore de Cos pratiquant, au dire de Cœlius Aurelianus, la laparotomie, l'incision et la suture de l'intestin dans la passion iliaque; Érasistrate d'Alexandrie donnant issue au pus des abcès du foie à ciel ouvert; Ammonius faisant les premiers essais de lithotritie par percussion.

C'est Celse traitant les plaies incomplètes des artères en jetant un fil au-dessus et au-dessous du point lésé, préconisant la résection costale, le procédé de la ligature pour les fistules à l'anus, la dissection d'une manchette dans les amputations, liant isolément les vaisseaux dans la castration, établissant déjà, dans le pronostic des plaies de l'intestin grêle et du gros intestin, une distinction que les observations modernes ont confirmée et recommandant la suture pour les seules blessures du tube digestif qui, d'après lui, fussent curables, pour celles du gros intestin et de l'estomac; pratiquant, le premier peut-être, une taille vésicale méthodique; dotant enfin la chirurgie de procédés autoplastiques encore de mise à notre époque.

C'est Archigène recommandant, après Celse, la ligature des vaisseaux dans les plaies, ouvrant les abcès du vagin, sans doute les abcès profonds, après dilatation de ce conduit; Héliodore réservant pour le dernier temps des amputations la section des gros vaisseaux.

C'est Galien décrivant, avec une précision déjà remarquable, le processus de l'hémostase naturelle, la rétraction du vaisseau, sa contraction, la formation du caillot; conseillant la compression, la torsion, la section transversale en cas de plaies incomplètes, la ligature dans les plaies complètes; rejetant l'emploi du ciseau et du maillet comme dangereux dans la trépanation; abaissant la cataracte, réséquant le sternum, excisant même une portion du péricarde, s'il faut en croire un passage de ses œuvres dont l'interprétation est peut-être à reviser, et guérissant ainsi le malade, un esclave sur lequel il avait pratiqué cette opération d'une hardiesse inouïe pour l'époque (*Adm. anat.*, L. VII, c. XIII).

C'est Antyllus faisant l'extraction de la cataracte et appliquant aux hydrocèles la méthode de l'incision; puis, plus tard, Abulcasis étudiant avec un soin particulier les plaies pénétrantes de l'intestin; Guillaume de Salicet faisant la suture du pelletier dans un cas de blessure de l'intestin grêle, réduisant ensuite l'anse atteinte et réunissant les lèvres de l'incision abdominale.

Est-ce qu'on ne dirait pas que toutes ces idées sont nées d'hier? Quelques-unes, sans doute, n'ont pas vécu et les tentatives qu'elles avaient inspirées n'ont pas eu d'imitateurs, parce que les anciens ne connaissaient pas, comme nous, les moyens de réussir dans les interventions les plus hardies; mais n'est-il pas déjà remarquable qu'ils aient conçu la possibilité de ces dernières?

La tradition, c'est Jean Pitard, chirurgien de Louis IX, fondant le collège de Saint-Côme, sans se douter du rôle immense que cette confrérie, si modeste à ses débuts, était appelée à jouer dans l'avenir, sans se douter qu'elle deviendrait rapidement le berceau de la chirurgie moderne, qu'elle compterait parmi ses membres Ambroise Paré, Jean-Louis Petit, Antoine Louis, Desault et tant d'autres illustres à des degrés divers, sans se douter qu'un jour, grâce à la faveur dont devaient jouir Mareschal et Lapeyronie auprès du roi Louis XV, grâce surtout aux magnifiques libéralités de Lapeyronie, elle serait organisée dans le cours du XVIIIe siècle en une véritable Faculté de chirurgie, et qu'enfin de son sein sortirait l'Académie de chirurgie, qui fut l'éducatrice du monde entier et contribua, pour une large part, à la gloire scientifique de la France.

La tradition, c'est encore Guy de Chauliac, fouillant dès le milieu du XIVe siècle les fondations sur lesquelles Ambroise Paré allait édifier la chirurgie moderne; ce sont les Branca, c'est Tagliacozzi créant la méthode autoplastique italienne; c'est Jean de Romanis, Marianus Sanctus, frère Côme, les Colot perfectionnant les procédés de taille vésicale; c'est Ambroise Paré, dont la grande figure plane sur le XVIe siècle tout entier, Ambroise Paré que la ligature des artères dans les plaies d'amputation suffirait à illustrer, s'il n'avait beaucoup d'autres titres à notre admiration, Ambroise Paré, le chirurgien barbier que le patronage de Sylvius fit admettre à la Faculté comme chargé d'un cours d'anatomie et dont cette même Faculté voulut entraver l'essor en s'opposant à la publication de ses œuvres. Étrange aveuglement qui aurait peut-être étouffé dans l'œuf ce puissant génie, si le collège de Saint-Côme, fier de celui qu'il avait reçu dans son sein, en lui faisant grâce du latin dans les épreuves obligatoires, ne lui avait fourni l'appui de son influence déjà redoutable.

Vous rappellerai-je les noms de Franco, le contemporain d'Ambroise Paré, moins grand, mais digne aussi de notre admiration? de Vésale, de Fallope, dont les cendres doivent tressaillir au bruit qui se fait autour de l'organe féminin auquel on a donné son nom, de Cassuto, qui précisa les indications de la trachéotomie, de Du Cau, qui pratiqua le premier la suture des tendons, de Pierre de Marchettis qui, suivant quelque vraisemblance, fit la première néphrolithotomie?

Je vous fais grâce de l'énumération de tous les hommes d'un mérite incontestable, novateurs eux-mêmes, par lesquels la tradition fut transmise aux chirurgiens du XVIIe et du XVIIIe siècle. Les noms de ces derniers sont trop présents à toutes les mémoires pour qu'il soit nécessaire de les rappeler. Trois d'entre eux cependant méritent d'être mis hors de pair à certains points de vue : Dionis, dont les leçons professées au Jardin des Plantes par ordre de Louis XIV, fixent les règles de la médecine opératoire; Saviard, chirurgien de l'Hôtel-Dieu pendant dix-sept ans, qui, durant cette longue période, ébauche l'enseignement régulier de la clinique; Desault, qui était appelé à en créer le type définitif, Desault le fondateur de la première école de clinique chirurgicale, l'inspirateur de toutes les écoles du même genre que se donnèrent les principaux États de l'Europe, le modèle offert par une glorieuse époque scientifique à tous les professeurs de clinique chirurgicale de l'avenir.

Pour nous qui contemplons à distance cette grande figure, elle incarne la tradition la plus pure, la plus élevée, la plus synthétique; mais qui donc oserait traiter de retardataire, de routinier, l'homme qui a créé l'anatomie chirurgicale, qui a porté à son apogée une forme de l'enseignement restée rudimentaire jusqu'à lui, qui a innové dans presque toutes les branches de la chirurgie, qui a redonné la vie à la mé-

passage aux idées fausses, qui ne résistent pas à un examen prolongé, et qu'elles obligent la vérité à s'affirmer doublement, avant de se faire accepter pour toujours.

Et maintenant si, après ces quelques restrictions, vous admettez avec moi que la tradition est le progrès dans le passé, ne trouvez-vous pas logique de dire que le progrès contemporain, c'est la tradition de l'avenir? Nous y travaillons tous, presque sans le vouloir, nous qui avons accepté toutes les innovations basées sur des découvertes incontestées, et qui, tout en nous inspirant autant que possible des conseils de la raison et du véritable esprit scientifique, avons la prétention d'être des hommes de progrès. Les chirurgiens contemporains les plus disposés à ne voir dans la tradition que la routine, contribuent malgré eux à l'œuvre commune. En eux comme dans les autres s'incarnera la tradition pour les générations médicales du XXe siècle. Par une curieuse ironie des choses, ils seront peut-être traités par les indépendants, par les outranciers de l'avenir avec la désinvolture qu'ils affectent à l'égard de nos grands devanciers. Ce sera leur châtiment, mais, en dépit de leurs protestations anticipées qui se laissent deviner, ce sera surtout leur honneur.

La génération à laquelle j'appartiens a vu naître ou se développer avec une rapidité merveilleuse les formes suivantes du grand progrès contemporain : l'anesthésie, l'histologie, la physiologie pathologique, l'antisepsie.

Il n'est plus permis, sans tomber dans la banalité, de proclamer les bienfaits de l'anesthésie. On pourrait presque en dire autant de l'histologie; mais comme son triomphe est loin d'avoir été aussi rapide, il n'est pas inutile de rappeler par quelles vicissitudes elle a passé avant d'être franchement acceptée.

Souvenez-vous des luttes ardentes que Lebert, Robin, Follin, Broca, mon maître et ami M. Verneuil, eurent à soutenir jadis contre les chirurgiens plus âgés, qui affirmaient que la clinique pouvait se passer d'une auxiliaire aussi envahissante. Ces chirurgiens représentaient alors les défenseurs de la tradition, de l'anatomie macroscopique; il leur semblait que, dans la recherche et dans la description des lésions, on ne pouvait aller plus loin que Laennec, que Cruveilhier. Or qu'est-il advenu? L'histologie s'est perfectionnée, elle a confessé les erreurs par lesquelles elle avait fourni des armes à ses adversaires; elle a rétracté peu à peu certaines affirmations trop aventureuses, elle a même été jusqu'à reconnaître les droits de la clinique pure. Peu à peu elle est devenue une annexe, pour ainsi dire officielle, de l'anatomie pathologique; elle s'est intimement fusionnée avec elle et aujourd'hui elle représente une part, une part importante, du bagage de la tradition que notre époque léguera aux générations naissantes.

Les résistances opposées à la physiologie pathologique, au moins aussi vives que celles qui ont essayé de barrer la route à l'histologie, ne sont-elles pas également vaincues à tout jamais? Personne n'oserait nier les services que les travaux de laboratoire ont rendus et rendent encore journellement à la clinique. Pour ma part, je compte bien vous montrer quelles ressources ils offrent pour un enseignement ayant l'ambition d'être vraiment scientifique. L'histologie, l'expérimentation sur les animaux, la bactériologie, cette science nouvelle qui déjà a pris un développement remarquable, ont éclairé d'une lumière intense un vaste terrain couvert jusque-là de ténèbres impénétrables. Leur rôle, dans le mouvement scientifique contemporain, on peut dire sans exagération qu'il est immense, et l'on comprend jusqu'à un certain point les fanatiques qui prétendent leur subordonner toutes les autres branches de la science médicale, même la clinique qu'on s'est cependant habitué à considérer comme la synthèse par excellence de toutes nos connaissances.

Je ne saurais, pour mon compte, partager sans réserve cet enthousiasme. Je proclame bien haut que la clinique sans le laboratoire est une science boiteuse, incapable d'avancer, incapable de progresser, condamnée à se mouvoir dans le cercle étroit de la routine, mais je ne la comprends pas s'affranchissant de l'observation, reléguant cette dernière au rang des vieilleries dont le temps est fini. Son rôle est de faire l'application judicieuse des notions qui lui sont fournies par le laboratoire, d'en contrôler l'exactitude par l'étude rigoureuse des états morbides et des malades, de même que la chimie industrielle emprunte ses moyens à la chimie pure et les utilise dans un but déterminé, tout en tenant grand compte d'une foule de circonstances auxquelles le chercheur de laboratoire a le droit de rester parfaitement indifférent.

Que dire maintenant de l'antisepsie? Est-elle déjà entrée dans la tradition? N'est-elle encore que le progrès en évolution? Le principe en est reconnu universellement et le nom de l'homme, du Français, qui nous a révélé l'histoire naturelle des micro-organismes, leurs actions bienfaisantes et surtout malfaisantes, celui du chirurgien anglais qui a eu la gloire bien enviable d'utiliser dans le domaine de la chirurgie ces vérités inattendues, ces deux noms sont prononcés journellement par des milliers de bouches; ils sont à bon droit l'objet du respect, j'allais presque dire du culte que méritent tous les grands bienfaiteurs de l'humanité.

Le principe de l'antisepsie, dis-je, est accepté universellement par tous les chirurgiens, sauf de rares exceptions qui ne sont peut-être pas tout à fait aussi négligeables qu'on pourrait le penser. (J'aurai, un jour ou l'autre, l'occasion de discuter devant vous la valeur des arguments que certains chirurgiens étrangers, dont les résultats sont satisfaisants, à en croire leurs statistiques, opposent aux partisans de la méthode antiseptique). Mais la formule définitive de l'antisepsie n'est pas encore trouvée.

Les preuves abondent à l'appui de cette assertion.

Tout d'abord, j'invoquerai la multiplicité des substances qui ont été employées jusqu'à ce jour à titre d'antiseptiques. Sans parler des premières tentatives d'antisepsie inconsciente dont j'ai été témoin dans le cours de mes études, de l'emploi du coaltar saponiné, du permanganate de potasse, dans le service de Laugier, de l'acide phénique, dans le service de Maisonneuve, qui, soit dit en passant, avait des idées très justes sur les intoxications septiques, de l'alcool à la clinique de Nélaton, je pourrais vous énumérer une très longue liste de produits expérimentés tour à tour, dont beaucoup ont été rejetés, dont quelques-uns sont restés d'un usage courant. Et cette liste s'allonge encore chaque jour. Lister lui-même continue à chercher le mieux, après avoir trouvé le bien, et actuellement il n'emploie plus l'acide phénique, considéré tout d'abord par lui comme l'antiseptique par excellence, que pour la désinfection des instruments, des mains, du champ opératoire avant l'opération, des plaies pendant l'opération; pour les pansements, il se sert d'une gaze nouvelle au cyanure double de mercure et de zinc.

La méthode antiseptique ne consiste donc plus, comme à son origine, dans l'emploi d'une substance antiseptique unique ; elle s'est élargie à ce point de vue et elle admet toutes les substances dont les propriétés microbicides ont été révélées par l'expérimentation.

En même temps qu'une transformation s'accentuait dans ce sens, la théorie de l'antisepsie se modifiait. Lister s'était inspiré de l'idée qu'il fallait défendre les plaies non seulement contre les micro-organismes que les mains, les instruments, les objets de pansement pouvaient déposer à leur surface, mais aussi contre les germes flottant dans l'atmosphère. De là, la nécessité du spray, pendant les opérations et les pansements, et de l'occlusion des plaies par de la gaze phéniquée. Mais graduellement les idées du chirurgien anglais ont changé. Tout récemment je voyais un pulvérisateur, son dernier, relégué sur un appui de fenêtre, dans un coin de l'une de ses salles de King's College Hospital, et comme mon ami M. Legroux, qui m'accompagnait, lui en fit la remarque, il lui répondit, en donnant à sa pensée la forme d'une sorte d'axiome : « Nous sommes indépendants de l'atmosphère ».

Je suppose qu'il voulait dire simplement que, pendant la durée d'une opération, il n'y a rien à craindre de l'atmosphère. S'il est vrai que l'on ne trouve que bien peu de germes pathogènes dans l'air, s'il est vrai que de très rares microbes tombant sur une surface avivée sont incapables de l'infecter, on ne peut pourtant pas perdre de vue les premières expériences, les expériences fondamentales de Pasteur, celles qui lui assurèrent la victoire dans sa lutte avec M. Pouchet sur la question de la génération spontanée. Aussi n'y a-t-il rien d'impossible à ce que, dans certains milieux, l'atmosphère devienne dangereuse par la multiplicité des germes qu'elle tiendrait en suspension. Il y a tout au moins des réserves à faire à cet égard.

Il n'est pas inutile de rappeler que M. Alphonse Guérin s'était, lui aussi, inspiré spécialement de l'idée d'infection par l'atmosphère, lorsqu'il avait imaginé son pansement ouaté. Car la ouate devait agir en filtrant l'air et en arrêtant au passage les germes dont il pouvait être chargé. Si cette théorie était fausse, comment expliquer les résultats favorables que l'occlusion par la ouate a donnés à tous ceux qui l'ont employée? Il était vraiment bon, ce pansement. Il avait fait ses preuves dans des circonstances désastreuses, à la fin du Siège, en pleine Commune. Il méritait le crédit que nous ne lui avons pas marchandé, et c'est peut-être justement ce crédit qui nous a empêchés de prêter l'oreille plus tôt aux succès de la méthode listérienne dont l'écho nous venait d'Angleterre.

Ce qui a causé sa disgrâce, c'est que l'application de la ouate était bien difficile ou impossible dans certaines régions, c'était aussi qu'elle n'était pas précédée par la désinfection de la plaie, et alors celle-ci suppurait. Elle suppurait peu, il est vrai, et le pansement pouvait être laissé en place jusqu'à quinze et vingt jours, sans qu'on vît se produire les complications redoutables qu'aucun moyen n'avait encore pu supprimer.

Tandis que le rôle de l'atmosphère dans l'infection des plaies était peu à peu ramené à zéro, les moyens de désinfection subissaient à leur tour une profonde transformation. La chaleur sous diverses formes se substituait aux antiseptiques proprement dits, aux substances antiseptiques. De cette substitution est né ce qu'on est convenu aujourd'hui d'appeler l'asepsie.

Dans ce terme il y a en réalité deux choses : une idée et une doctrine. L'idée est tout entière dans le sens étymologique du mot : asepsie veut dire défaut de septicité. Quant à la doctrine, elle réside dans l'exclusion des substances antiseptiques, tandis que la doctrine de l'antisepsie réside dans leur emploi.

Il ne me sera pas difficile de vous montrer ce qu'il y a d'un peu spécieux dans cette distinction. Que signifie le mot antisepsie au sens propre? Il signifie lutte contre la septicité, destruction des germes septiques. Quelle que soit la méthode par laquelle on recherche cette destruction, on fait toujours de l'antisepsie. Par conséquent la chaleur peut être considérée comme un moyen antiseptique, au même titre que les substances antiseptiques.

Quel est, d'autre part, le résultat de l'emploi des moyens antiseptiques? c'est l'asepsie, le défaut de septicité. On peut donc dire que l'antisepsie est la désinfection, l'asepsie l'état de ce qui est désinfecté.

L'asepsie est le but, l'antisepsie le moyen.

Ces réflexions ont d'autant plus de raison d'être qu'il n'y a pas une seule opération où l'on puisse se passer entièrement des substances antiseptiques; car si leur emploi est inutile pour les plaies non infectées, si la chaleur peut suffire pour la désinfection des instruments, des vêtements, des objets de pansement, elle n'est applicable ni à la désinfection du champ opératoire, ni à celle des mains de l'opérateur. Ici les substances antiseptiques revendiquent leurs droits.

La doctrine de l'asepsie repose donc en réalité sur une subtilité de langage, ou plutôt sur une confusion dans les mots.

Cependant il faut reconnaître qu'elle a eu pour avantage de donner à la théorie du germe-contage toute l'importance qu'elle doit avoir à nos yeux. Elle nous a appris à nous méfier davantage du transport direct des micro-organismes sur les plaies par tout ce qui, au cours d'une opération ou d'un pansement, peut se trouver en contact avec elles. Elle a bien mis en relief la supériorité de la chaleur, comme moyen de désinfection, sur les substances antiseptiques dont l'efficacité est aléatoire. Enfin elle nous a habitués à une extrême rigueur, à une scrupuleuse minutie dans l'observation des précautions déjà recommandées par Lister.

Notre devoir est d'en donner l'exemple sans relâche, et comme il n'y a qu'un pas de l'exemple à l'imitation, comme les hommes sont au fond,.. je n'ose dire le mot.., comme le goût de l'imitation leur est naturel, ainsi qu'à certaine espèce qui leur est très voisine dans l'échelle des êtres, il n'y a pas de meilleur procédé de vulgarisation de ces bonnes habitudes que de les mettre journellement en pratique sous l'œil attentif de ceux qu'on est chargé d'instruire.

Si l'antisepsie n'a pas encore tout à fait trouvé sa formule définitive, on peut dire qu'elle bat son plein. Elle est l'âme de la chirurgie moderne.

Après cette affirmation, après cet hommage sans réserve, il m'est bien permis de rechercher si tout a été bienfait dans l'antisepsie, de faire le départ entre ce qu'elle nous a donné de mauvais et ce qu'elle nous a donné de bon. Je veux commencer par la critique pour avoir la satisfaction de finir par la louange.

Ce qu'elle nous a donné de mauvais, le voici :

Elle a porté atteinte à l'art du diagnostic; elle a encouragé à la multiplication inutile de certaines opérations.

Elle a porté atteinte à l'art du diagnostic en rendant l'exploration par une opération, sinon tout à fait inoffensive, du moins très généralement bénigne. Et alors à quoi bon se creuser la tête à résoudre des problèmes parfois insolubles, quand il est si simple de faire une incision, d'ouvrir une cavité, d'y promener la main, de palper les organes et de décider, séance tenante, de la conduite à tenir?

Ce n'est pas quand on a pratiqué soi-même cette exploration directe, dans toutes les circonstances où elle est reconnue nécessaire, ce n'est pas quand on a écrit un chapitre sur l'exploration immédiate des reins, qu'on peut se sentir disposé à nier les avantages de ce procédé de diagnostic, à le rejeter comme antiscientifique ou comme immoral. Non, certes; mais cela n'empêche pas de penser que, sur ce terrain, plus que sur tout autre, il faut rester fidèle à la bonne tradition. Or ici, la bonne tradition, c'est celle du diagnostic serré de près, poussé jusqu'aux dernières limites du possible. N'est-ce pas d'ailleurs un des côtés les plus intéressants de notre art que cette recherche de l'inconnu, que cette lutte avec le mystère où il faut que l'avantage nous reste quand même? Ne contribue-t-elle pas grandement à faire du chirurgien l'homme de la pensée autant que de la main?

Envisagé de ce point de vue, le diagnostic est notre force, mais il doit être aussi notre coquetterie. Si donc l'exploration directe est légitime, il faut la restreindre aux cas où l'on est au pied du mur, où seule elle permet de prendre une décision. Ainsi comprise, elle cesse d'être un dogme pour n'être plus qu'une défaite, qu'un aveu d'impuissance, mais elle reste une nécessité.

Quant à la multiplication exagérée de certaines opérations,

je ne serai certes pas le premier à m'en plaindre; mais, outre qu'il y a toujours eu et qu'il y aura toujours des chirurgiens allant plus vite que les autres, ne trouvez-vous pas qu'il faut une certaine indulgence envers ceux-là? A certains égards, il faut bien reconnaître que ce sont des pionniers qui ouvrent la voie.

En réalité, il ont une justification relative dans la bénignité opératoire que donne l'antisepsie, et c'est peut-être celle-ci qui est la vraie coupable. Ils en ont une autre dans ce fait qui ne doit échapper à l'observation de personne. Il n'y a peut-être pas un chirurgien de l'heure actuelle qui, reportant ses regards en arrière, ne constate avec étonnement les progrès qu'il a faits dans la hardiesse. C'est que, depuis quelques années, l'audace est dans l'air, elle nous enveloppe, elle nous entraîne. A aucune époque il n'a été plus difficile de résister à ses suggestions. Quoi de surprenant à ce que quelques-uns soient frappés de vertige? Et quand nous faisons un retour sur nous-mêmes, quand nous constatons que nous avons pratiqué presque toutes ces opérations, exploratrices ou curatives, dont nous blâmons la multiplication, force nous est d'avouer que, dans l'espèce, le droit, la vérité ne sont plus qu'une question de mesure.

Ce que l'antisepsie nous a donné de bon, il est devenu banal de le proclamer. Elle nous a débarrassés du cauchemar de l'érysipèle traumatique et de l'infection purulente. Vous autres jeunes gens, qui n'avez pas assisté à la lutte que les chirurgiens d'il y a vingt ans avaient à livrer à ces deux ennemis redoutables, qui n'avez pas vu les hôpitaux sans cesse hantés par ces deux hôtes néfastes, qui n'avez pas vu tous les opérés d'une ambulance succombant en quelques jours, vous ne pouvez pas comprendre les délicieuses impressions d'un chirurgien de ma génération assuré du succès dans toutes les opérations petites, moyennes ou déjà assez graves, presque assuré du succès dans la plupart des interventions réputées les plus dangereuses.

Cette merveilleuse transformation est notre joie et notre orgueil; mais il y a autre chose dans les bienfaits de l'antisepsie.

Comme la septicémie n'est plus que très rarement une cause de mort, et que cependant un certain nombre d'opérés succombent encore, l'antisepsie permet de mieux connaître, d'une manière générale, les causes de la mort. Ces causes, ce sont les auto-infections antérieures à l'intervention et que celle-ci révèle, active ou provoque, ce sont les altérations des humeurs, du sang particulièrement, ce sont les lésions viscérales, c'est le défaut de résistance du système nerveux, toutes circonstances qui rendent l'organisme incapable de résister à un traumatisme violent.

Le jour où l'on saura mieux démêler ces auto-infections, ces altérations des humeurs, ces lésions viscérales, cet affaiblissement du système nerveux, le jour où l'on en aura mieux déterminé la valeur, en tant que contre-indications aux grosses opérations, on aura réalisé un immense progrès. Le taux de la léthalité s'abaissera encore considérablement.

Or comment arriver à cette détermination si ce n'est par l'étude minutieuse du malade, par l'observation, aidée de tous les moyens d'investigation perfectionnée que nous offrent l'histologie, les recherches de laboratoire, la chimie biologique? La tradition n'a jamais prêché autre chose ; vous voyez donc bien qu'on y revient toujours, de quelque côté qu'on envisage la clinique.

Je me résume. J'ai cherché à vous démontrer qu'il n'y a pas de bonne chirurgie sans respect de la tradition; que d'ailleurs, loin d'être la routine, la négation du mouvement, la tradition est le progrès dans le passé, comme le progrès du jour est appelé à être la tradition dans l'avenir. J'ai cherché à établir quelles formes avait revêtues le progrès au XIXe siècle. Il me reste à vous donner un guide pour marcher avec sécurité dans les voies de la chirurgie actuelle toutes hérissées d'écueils, où les déraillements sont d'autant plus faciles que la vitesse de progression est plus grande.

Je n'en sais pas de meilleur que cette devise : *Rien d'inutile.* Mais, me direz-vous, où commence l'inutile en chirurgie? J'avoue qu'il n'est pas très simple de le préciser. Cependant, après vous avoir laissé voir que je ne rejette ni l'exploration immédiate, ni la hardiesse motivée, je suis plus à mon aise pour vous répondre, car aucun de ceux qui m'auront entendu ne pourra me reprocher de faire la part trop étroite à la médecine opératoire.

Vous appliquerez cette devise en ne ramenant pas toute la thérapeutique chirurgicale à l'opération, en donnant la préférence au procédé le plus simple quand vous aurez le choix entre deux procédés opératoires, à condition toutefois que le procédé le plus simple vous assure l'efficacité autant que l'autre. Rien d'inutile, c'est donc l'exploration réduite à la portion congrue, c'est la contre-indication recherchée avec scrupule, c'est l'indication du mode d'intervention posée avec rigueur, c'est le frein réprimant les esprits trop aventureux, c'est la barrière élevée devant l'irréflexion et la légèreté, c'est l'honneur chirurgical présidant à toutes vos déterminations, à tous vos actes.

Quand vous serez embarrassés, faites appel à ce qu'il y a de meilleur dans votre être moral et dans votre être intellectuel : à la conscience et au bon sens. Et tâchez de ne jamais perdre de vue ces deux étoiles, qui éclaireront sûrement votre marche, si vous vous habituez de bonne heure à la guider sur elles. C'est en m'inspirant de ces conseils, que je me suis souvent donnés à moi-même depuis longtemps, avant d'avoir l'occasion de vous en faire profiter en dehors du cercle d'un enseignement intime, que je suis arrivé à concevoir mon idéal en matière de chirurgie.

Cet idéal, c'est la chirurgie du bon sens. N'allez pas croire que ce soit une chirurgie routinière, stationnaire ou de recul, ce qui est tout un; car, à notre époque, être stationnaire, c'est reculer. C'est une chirurgie qui veut être résolument progressiste, en même temps que pondérée. C'est une chirurgie qui repousse l'aventure pour l'aventure, mais qui admet largement l'innovation raisonnée, la hardiesse presque sans limite dans les situations sans issue. C'est enfin une chirurgie qui ne se borne pas à subir le mouvement, mais qui prétend aussi le diriger.

Je termine, messieurs, mais non sans vous rappeler cette vérité proclamée par tous ceux qui ont enseigné : que les élèves font le maître.

Croyez bien que vos efforts stimuleront les miens, que votre zèle sera un aiguillon pour mon zèle. En échange de ce que je vous donnerai, donnez-moi votre curiosité d'apprendre, votre ardeur juvénile, et je vous réponds que notre collaboration de chaque jour sera féconde pour vous et pour moi.

Et si dans notre travail en commun, nous glissons une pointe de patriotisme, nous aurons en plus la pure satisfaction de soutenir l'honneur scientifique de notre cher pays dans la lutte ardente des nations. Mais pour cela, tout en reconnaissant le caractère essentiellement cosmopolite du progrès, il faut que nous nous tenions en garde contre l'imitation trop servile de l'étranger, il faut que nous restions nous-mêmes et que nous ne perdions pas de vue, ainsi que j'ai déjà eu l'honneur de le dire à mes collègues de la Société de chirurgie, au début de ma présidence, qu'après tout, c'est aux qualités de l'esprit français que nous devons les plus belles pages de notre histoire chirurgicale.

21601. — PARIS, IMPRIMERIE LAHURE
9, rue de Fleurus, 9

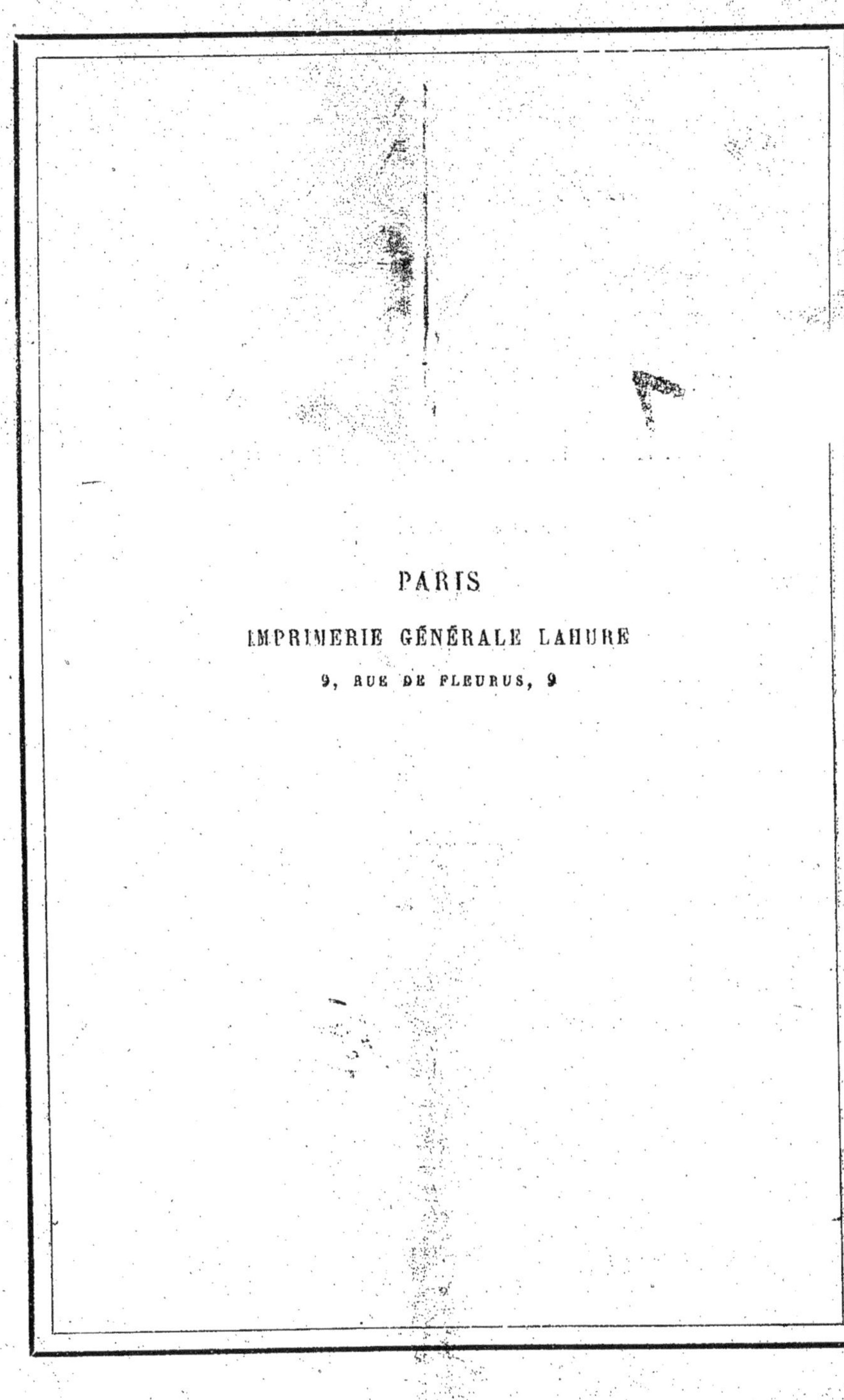

PARIS

IMPRIMERIE GÉNÉRALE LAHURE

9, RUE DE FLEURUS, 9

www.ingramcontent.com/pod-product-compliance
Ingram Content Group UK Ltd.
Pitfield, Milton Keynes, MK11 3LW, UK
UKHW020548230726
13925UKWH00006B/2472

9 782019 284503